DE L'INSERTION DU PLACENTA

DANS SES RAPPORTS

AVEC LA DURÉE DE LA GROSSESSE

L'ÉPOQUE DE LA RUPTURE DES MEMBRANES

ET LE

DÉVELOPPEMENT DU FŒTUS

PAR

Eugène LACAILLE

Docteur en médecine de la Faculté de Paris,
Externe des hôpitaux de Paris,

PARIS
A. PARENT, IMPRIMEUR DE LA FACULTÉ DE MÉDECINE
A. DAVY, successeur
rue Monsieur-le-Prince, 29-31.

1883

DE

L'INSERTION DU PLACENTA

DANS SES RAPPORTS

AVEC LA DURÉE DE LA GROSSESSE

L'ÉPOQUE DE LA RUPTURE DES MEMBRANES

ET LE

DÉVELOPPEMENT DU FŒTUS

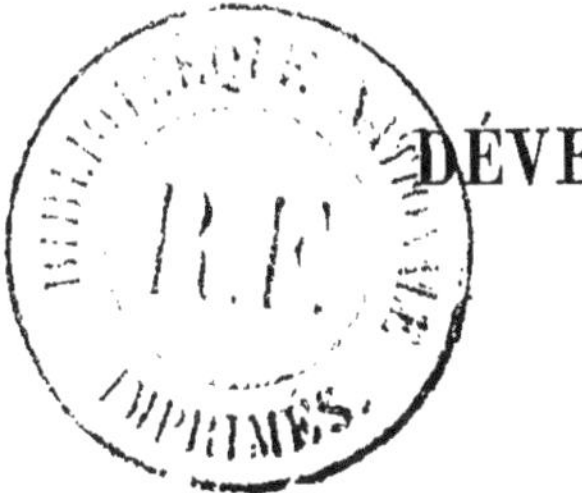

PAR

Eugène LACAILLE

Docteur en médecine de la Faculté de Paris,
Externe des hôpitaux de Paris,

PARIS

A. PARENT, IMPRIMEUR DE LA FACULTÉ DE MÉDECINE

A. DAVY, successeur

rue Monsieur-le-Prince, 29-31.

1883

A MES PARENTS

A MES MAITRES

A MES AMIS

A MON PRÉSIDENT DE THÈSE

M. LE PROFESSEUR PAJOT

Chevalier de la Légion d'honneur.

A MES MAITRES DANS LES HOPITAUX

M. LE PROFESSEUR GOSSELIN

Membre de l'Académie de médecine.
Chirurgien de l'hôpital de la Charité,
Commandeur de la Légion d'honneur.

M. LE PROFESSEUR POTAIN

Médecin des hôpitaux,
Chevalier de la Légion d'honneur.

M. LE DOCTEUR BUCQUOY

Médecin des hôpitaux.
Professeur de la Faculté.

M. LE DOCTEUR BERGER

Chirurgien des hôpitaux.
Professeur agrégé de la Faculté.

M. LE DOCTEUR PINARD

Accoucheur des hôpitaux.
Professeur agrégé de la Faculté de Paris.

DE L'INSERTION DU PLACENTA

DANS SES RAPPORTS AVEC

LA DURÉE DE LA GROSSESSE
L'ÉPOQUE DE LA RUPTURE DES MEMBRANES
ET LE DÉVELOPPEMENT DU FŒTUS

AVANT-PROPOS.

Tous les auteurs s'accordent sur ce point que pour être tempestif l'accouchement ne doit se faire qu'au bout de neuf mois révolus de grossesse.

En outre, il est admis par tous que, chez une femme complètement à terme, c'est-à-dire enceinte exactement de neuf mois révolus, la rupture de la poche des eaux doit se faire à la dilatation complète du col.

Si elle précède ce moment elle est dite prématurée ; même certains auteurs considérant ce fait d'une façon plus large appellent seulement prématurée celle qui se fait avant tout commencement de travail.

Autrement dit, il est admis que nous devons toujours rencontrer réunis les divers faits suivants (chez une femme qui accouche à terme et normalement) :

1° Epoque de la grossesse : neuf mois révolus.

2° Rupture des membranes au *moment de la dilatation* complète.

3° Fœtus répondant par ses dimensions et son poids à l'époque présumée de la grossesse.

Il devrait toujours en être ainsi, et cependant on sait combien ce tableau varie : d'une part, l'accouchement se fait assez souvent avant neuf mois de grossesse ; d'autre part, on ne voit pas toujours coïncider le moment de rupture de la poche des eaux avec la dilatation complète.

Ces irrégularités ont attiré l'attention déjà et beaucoup de travaux ont été faits en vue d'en rechercher les causes.

Celles qui ont été données sont multiples et sans vouloir les énumérer ici, ni donner une analyse de tous les ouvrages parus sur ce sujet, nous nous proposons néanmoins, en traitant la partie historique, de montrer comment la plupart des auteurs ont méconnu jusqu'ici les rapports qui existent entre le point où se fait l'insertion placentaire et l'époque à laquelle se font et la rupture des membranes et l'accouchement.

Pendant notre année d'externat dans son excellent service à Lariboisière, notre cher maître, le Dr Pinard, attira notre attention sur plusieurs faits du genre de ceux que nous exposons ici et nous résolûmes d'étudier cette question et d'en faire le sujet de notre thèse inaugurale.

Nous fûmes encouragé dans cette idée par notre savant maître qui voulut bien nous confier les réflexions que ce sujet lui avait déjà suggérées.

Qu'il nous soit permis de le remercier ici de sa bienveillance et des conseils si pratiques et si éclairés qu'il ne cessa de nous prodiguer pendant ces quelques mois passés dans son service.

N'oublions pas non plus d'exprimer ici toute notre gratitude à M. Boissard interne du service pour son obligeant concours.

Sans vouloir interpréter les faits dans le but d'en fournir une théorie, nous nous contenterons dans cette thèse de l'exposé de nos observations essayant ensuite de mettre en lumière les rapports qui semblent y exister entre le lieu d'insertion du placenta d'une part, et, d'autre part, l'époque à laquelle se sont produits la rupture des membranes et l'accouchement.

Certes, nous ne nous dissimulons pas le nombre de questions qui peuvent se rattacher à ce travail, et bien que les entrevoyant parfaitement nous n'avons pas la prétention de les traiter ici toutes ; mais exposant ce que nous avons été à même de remarquer, nous essayerons de mettre en lumière des faits encore mal connus et d'en tirer les conclusions légitimées par les nombreuses observations que nous avons pu recueillir.

HISTORIQUE.

La rupture prématurée des membranes a été remarquée dès longtemps. Nous ne parlerons que des auteurs qui ont donné leur avis sur ses causes possibles.

Bien qu'Hippocrate et plus tard Paul d'Egine l'aient observée, nous devons arriver jusqu'à Mauriceau pour trouver une première hypothèse sur ce fait anormal.

Cet auteur le met sur le compte d'une trop grande *faiblesse des membranes*.

Levret prétend qu'on le rencontre plus particulièrement chez les *femmes grasses et lymphatiques*.

Le troisième avis est ensuite celui de Mme Lachapelle qui (1) note que sur dix cas de rupture prématurée elle compte deux cas de *grossesse gémellaire*.

Nous retrouvons de nos jours cette idée dans une thèse de Paris de Marcar Kiatib. De plus cet auteur y inculpera également l'*hydramnios* (2).

Parmi les modernes Paul Dubois (3) accuse la *fragilité de texture des membranes lesquelles se romperaient tout à coup sous l'action d'une contraction uterine inaperçue*.

Hubert de Louvain (4) s'en prend également à la *fragilité des membranes*.

(1) Madame Lachapelle, Xe mémoire.

(2) Marcar Kiatib. Thèse de Paris, 186

(3) Paul Dubois. Courrier médical, 1856.

(4) Cours à l'Université catholique de Louvain, p. 368.

Deubel (1) avait déjà du reste invoqué dans sa thèse la minceur des membranes.

M. le professeur Depaul accepte l'idée de Dubois ; il parle dans ses cliniques d'une femme qui, ayant perdu les eaux prématurément, se rappelait, *avant l'accident* avoir *senti son ventre se durcir.*

Cet auteur (2) accuse également les présentations autres que le sommet et les *efforts violents faits* pour aller à la garde-robe (3), ou encore les efforts *violents de toux, vomissements,* etc. (4).

On peut rapprocher de ceci le cas cité par Garipuy, cas d'une femme qui perdit les eaux *immédiatement après le coït.*

Ce dernier, dans sa thèse (5), avance encore que les *multipares seraient plus exposées à l'accident* dont nous nous occupons.

Cette opinion, qu'on trouve du reste émise également dans Nœgelé et Greuser (6), est repoussée en Russie par Hugenberger (7) et en France par Roulin dans sa thèse inaugurale (8).

Ces deux derniers auteurs croient, au contraire, que les pluripares seraient plus exposées que les autres femmes à la rupture prématurée des membranes.

Roulin, s'appuyant sur les recherches du Dr Latteux, donne encore, pour cause des ruptures prématurées, la *texture particulièrement friable des membranes.*

(1) Deubel. Thèse de Strasbourg, 1834.
(2) Depaul. Clin. obstétricale, p. 539.
(3) Depaul. Gaz. obstétricale, 1874, p. 161.
(4) Gaz. des sages-femmes, 16 juillet 1877.
(5) Garipuy. Etude sur la poche des eaux. Th. Paris, 1875.
(6) Nœgele et Greuser. Traité d'accouchements, p. 100
(7) Hugenberger. Saint-Pétersbourg medicinische. Zeitschrift, 1872.
(8) Roulin. Th. Paris, 1878. De la rupture prématurée des membranes.

Dans les observations invoquées dans cette dernière thèse nous en relevons deux qui nous ont particulièrement intéressé, puisqu'elles ressemblent beaucoup aux nôtres.

Qu'il nous soit permis d'en citer un résumé (car c'est le premier observateur qu ait effleuré notre propre question).

Obs. 1, (de la thèse Roulin 1878). — X.., blanchisseuse, quatre grossesses dont deux à 7 mois. Dernières règles 20 janv. 1876. Entrée à la clinique le 30 août. Elle avait eu une perte de sang le 27 août. Rupture *avant douleurs* le 10 septembre au matin. Le 12 à 6 heures du soir, premières douleurs. Dilatation complète à 11 heures et accouchement.

N.B. — A l'examen de l'arrière-faix, on trouve les membranes rompues *très près* du placenta.

Obs. 10. de la thèse Roulin (prise par Bar. int. à Lourcine). X.., cinq bonnes couches. Entrée à Lourcine, Saint-Clément, le 9 août (elle était enceinte de huit mois). Douleurs et perte de sang, col dilaté comme une pièce de 1 franc. A 3 heures du matin, le 9, les membranes se rompent (le col était alors dilaté comme une pièce de 5 francs) ; à 7 h. et demie, la dilatation a peu gagné. Elle marche lentement jusqu'au lendemain, où à 10 heures du matin on termine l'accouchement par le forceps.

N. B. — L'auteur note qu'on sentait le placenta *par le toucher*, et cependant il attribue lui aussi la rupture prématurée à la rigidité du col.

Du reste, Hugenberger (1), dans un article du S. Petersburg. Medicinische Zeitschrift, soutient la même opinion.

Citons encore la thèse de Roisin qui examine « la rup-

(1) Loc. cit.

ture prématurée et spontanée des membranes sous le rapport de leurs récidives », et prétend qu'une femme qui *a déjà subi cet accident est plus prédisposée* qu'une autre (1).

Il développe du reste dans cette thèse l'avis de son chef de service, le Dr Lucas Championnière.

Un autre de nos maîtres, le Dr Charpentier, invoque *les déformations* du bassin (2).

Le Dr Guéniot, dans une leçon reproduite par la *Gazette des Hôpitaux* (3), enseignait que la rupture prématurée reconnaissait parfois pour cause : *alimentation insuffisante, dépression morale ou chagrin persistant.*

Enfin citons, en terminant, la note du Dr Poulet, de Lyon (4), où il publie deux observations de rupture prématurée causée par *l'implantation vélamenteuse du cordon.*

Comme on le voit dans cet exposé historique de la question, aucun auteur, même le Dr Roulin, n'a invoqué le lieu d'insertion du placenta comme pouvant être une cause de rupture prématurée ou d'accouchement prématuré.

Cet auteur, examinant les deux observations citées plus haut, repousse même d'avance cette idée, « car, dit-il, ce sont les deux cas seuls observés de ce genre, et on ne pourrait s'appuyer, pour conclure, sur un aussi petit nombre de faits ».

(1) Roisin. Th. Paris, 1880.

(2) Charpentier. Archives de tocologie, 1876.

(3) Gaz. des hôpitaux, 1872.

(4) Annales de gynécologie, 1879.

Avant d'aborder notre sujet, nous dirons comment nous nous y sommes pris pour faire nos recherches, et sur quoi nous les appuyons.

Puis viendra l'exposé de nos observations, et enfin, dans un dernier chapitre, nous essayerons d'en tirer quelques conclusions.

Examinons d'abord un œuf vide, — un arrière-faix complet – au moment où il vient d'être expulsé.

Il est composé du placenta et des membranes.

Celles-ci présentent en un point de leur surface une ouverture habituellement assez régulièrement ronde, par laquelle le fœtus est sorti, et qui correspond parconséquent à peu près au pourtour de l'orifice utérin.

(Quelquefois cette ouverture est très déchirée et ne présente plus aucune forme. Dans ces cas, nous abandonnions toutes recherches, mais en général, nous devions à la complaisante attention des deux sages-femmes du service d'avoir des membranes à ouverture presque intacte.)

Si donc nous mesurons les distances que séparent les bords de cette ouverture aux bords correspondants du placenta, nous aurons assez approximativement les distances qui séparaient le placenta de l'orifice utérin.

Ainsi, supposons un arrière-faix dans lequel les distances entre les bords de l'ouverture des membranes et les bords correspondants du placenta mesurent pour la plus petite, 7 centimètres, et pour la plus grande, 34 centimètres. Nous pourrons en conclure que le placenta était inséré à 7 centimètres de l'orifice utérin d'un côté, et à 34 centimètres de l'autre.

Que si, au contraire, nous trouvons 20 et 20, nous dirons que le placenta était inséré à égale distance, de tous côtés du col utérin, c'est-à-dire juste au fin fond de la cavité.

N. B. — Dans nos observations à l'examen de l'arrière-faix, nous consignons nos mesures de la façon suivante :

Les deux premiers chiffres mis en première ligne indiquent les distances maxima et minima des bords de l'orifice utérin aux bords correspondants du placenta.

Les seconds chiffres mis sur une autre ligne indiquent les deux diamètres principaux du placenta, diamètres pris en croix.

Arrivons maintenant à nos observations.

Nous les avons divisées en deux parties bien distinctes.

Dans l'une, tout s'est passé physiologiquement dans la grossesse et l'accouchement, c'est-à-dire que nous voyons réunis les faits suivants :

1° Grossesse bonne et datant de neuf mois.

2° Rupture de la poche des eaux à la dilatation complète.

3° Placenta inséré à 12 centimètres au-dessus de l'orifice utérin, comme le prouve la mensuration des membranes.

Dans une seconde catégorie, nous avons rangé les observations réunissant les faits suivants :

1° Accouchement avant neuf mois révolus.

2° Rupture avant dilatation complète.

3° Insertion du placenta au-dessous de 12 centimètres.

Et dans cette catégorie, nous avons séparé de la masse une série d'observations dans lesquelles la rupture des eaux avait précédé toute contraction perçue.

Enfin, nous rangeons à part les observations qui ne rentrent dans aucun de ces cadres, dont les unes portent avec elles la justification évidente de leur anomalie à notre règle, et dont les autres semblent réellement faire exception, bien qu'à la rigueur on puisse, pour presque toutes, en invoquer une raison.

Nous joignons à cette série d'observations deux tableaux plus succincts destinés à bien mettre en lumière les rapports existant entre les faits que nous étudions ici.

OBSERVATIONS

PREMIÈRE CATÉGORIE

Renfermant les accouchements normaux, quant à leur époque et quant à celle de la rupture des membranes.

Obs. 1. — Sosfech (Elma), 27 ans, ouvrière, septième enfant. Dernières règles finies le 10 avril 1882. N. B. — La date que nous donnons est toujours celle du dernier jour des règles. Premières douleurs, 19 janv. 1883. Rupture de la poche des eaux avec l'accouchement (la tête étant à la vulve). P., fille, 3,300, Mensuration des membranes : 20 et 22; du placenta, 16 et 18.

Nous rappelons ici ce que veut dire mensuration des membranes. Nous donnons en centimètres la mesure exacte des distances maxima et minima qui séparaient les bords de l'ouverture de la poche, des bords correspondants du placenta.

La mensuration du placenta est celle de ses deux diamètres principaux pris en croix.

Désormais, nous indiquerons ces mesures dans chaque observation, sous la rubrique M pour les mesures des membranes ; Pl pour celles du placenta.

Obs. 2. — Pauline Thomas, 19 ans, couturière. Second accouchement. Dernières règles 5 avril; premières douleurs, 2 février, à 1 heure soir. Rupture à 5 heures, à la dilatation complète. Accouchement à 9 heures soir. (La partie qui se présentait était le siège). P., fille, 3,600. M. 15 et 29. Pl. 13 et 19.

Obs. 3. — Adeline Glaudel, 24 ans, deux accouchements. Dernières règles 1er mai. Premières douleurs à 6 heures soir le 5 février. Dilatation complète et rupture à minuit. Accouchement à minuit et demi. P., fille, 3,400. M. 17 et 28. Pl. 17 et 12.

Obs. 4. — Fischer, 28 ans, trois accouchements. Dernières règles fin mars. Premières douleurs à minuit le 6 février. Perte des eaux à la dilatation. 6 heures matin. Accouchement au forceps à 7 heures (bassin rétréci). P., fille, 3,300. M. 23 et 20. Pl. 18 et 18.

Obs. 5. — Marie Schmidt, 21 ans, un accouchement. Dernières règles 15 avril. Premières douleurs, 8 février à 7 heures soir. Dilatation et perte des eaux le 9 à 5 heures matin; accouchement à 6 heures. P., garçon, 3,500. M. 13 et 30 Pl. 18 et 14.

Obs. 6. — Delorme Ernestine, 30 ans, fleuriste, un accouchement. Dernières règles 4 mai. Premières douleurs le 10 février à 10 heures matin. Rupture artificielle, à la dilatation à 5 heures soir; accouchement à 5 heures 20. P., garçon 3,600. M. 13 et 18. Pl. 14 et 13.

Obs. 7. — Maréchal, 24 ans, couturière, un accouchement. Dernières règles 27 mars. Rupture des membranes avec l'accouchement le 11 février. P., 3,600. M. 16 et 24. Pl. 16 et 16.

Obs. 8. — Louise Mimel. 28 ans, femme de chambre. Dernières règles 1er mai. Aurait eu un seul rapport le 5 mai. Premières douleurs à 3 heures le 11 février. Rupture artificielle dilatation et on termine l'accouchement au forceps Tarnier. P., garçon 3,700. M. 14 et 24. Pl. 18 et 18.

Obs. 9. — Louise Belin, 20 février, femme de ménage. Dernières règles, 5 mai, un accouchement. Premières douleurs à minuit le 12 février. Perte des eaux à la dilatation, à 5 heures trois quarts; accouchement à 6 heures et demie. P., fille, 3,100. M. 28 et 15. Pl. 16 et 12.

Obs. 10. — Cornélie Maufray, 22 ans, un accouchement. Dernières règles, 7 mai. Premières douleurs, minuit, le 15 février. Perte des eaux et accouchement à 6 heures du matin. P., garçon, 3,600. M. 30,18. Pl. 16,15.

Obs. 11. — Marie Masson, 33 ans, trois accouchements. Dernières règles, 5 mai. Premières douleurs à 10 heures du soir, le 14 février. Rupture et accouchement à 1 heure du matin. P., garçon, 3,300. M. 30 et 14. Pl. 19 et 16.

Obs. 12. — Champenois, 24 ans, laveuse, deux accouchements. Première douleur à minuit le 16 février. Perte des eaux et dilatation à 8 heures et demie. Accouchement à 8 heures trois quarts. P., garçon, 3,700. M. 14 et 30. Pl. 22 et 22.

Obs. 13. — Marie Langlet, 23 ans, quatre accouchements. Dernières règles, 10 mai. Premières douleurs à 7 heures et demie, le 17 février. Rupture à 10 heures un quart à la dilatation. Accouchement à 10 heures et demie. P., fille, 3,300. M. 15 et 30. Pl. 16 et 14.

Obs. 14. — Hélène Grosse, 26 ans, domestique, deux accouchements. Dernières règles, le 12 mai 1882. Premières douleurs à 1 heure le 23 février. Rupture à la dilatation, 6 heures. Accouchement à 6 heures et demie. P., garçon, 3,450. M. 14 et 26. Pl. 14 et 18.

Obs. 15. — Marie Savary, 25 ans, primipare. Dernières règles le 13 mai. Premières douleurs le 23 février à 9 heures et demie du soir. Dilatation complète à 1 heure du matin. Rupture spontanée à la même heure. Accouchement à 2 heures. P., garçon, 3,750. M. 12 et 28. Pl. 20 et 15.

Obs. 16. — Gallois, 33 ans, primipare. Dernières règles le 20 mai. Premières douleurs à midi le 27 février. Rupture artificielle à la dilatation à 11 heures du soir. Accouchement à 11 heures et demie. P., garçon, 3,600. M. 20 et 20. Pl. 30 et 15.

Obs. 17. — Clémence Pattegu, couturière, primipare. Dernières règles le 18 mai. Premières douleurs à 5 heures le 28 février. Rupture artificielle et dilatation à 10 heures. Accouchement à 10 heures et demie. P., fille, 3,100. M. 20 et 25. Pl. 10 et 15.

Obs. 18. — Pauline Rivoiron, 30 ans, deux accouchements. Dernières règles le 26 mai. Premières douleurs à 11 heures du matin. Rupture à la dilatation complète à 3 heures du soir. Terminaison à 4 heures. P., fille, 3,200. M. 44 et 27. Pl. 18 et 15.

Obs. 19. — Eugénie Dubois, 19 ans, blanchisseuse, un accouchement antérieur. Dernières règles le 1er juin. Premières douleurs le 5 mars à 4 heures du soir. Rupture à minuit 45, à la dilatation. Accouchement à 1 heure du matin. P., fille, 3,250. M. 14 et 30. Pl. 22 et 14.

Obs. 20. — Marie Dupont, 23 ans, fleuriste, trois accouchements. Dernières règles le 12 avril. Premières douleurs à 10 heures du matin le 10 mars. Rupture artificielle à la dilatation à 2 heures 45. Terminaison à 3 heures du soir. P., fille, 3,300. M. 14 et 28. Pl. 15 et 20.

Obs. 21. — Lucie Leblanc, 24 ans, domestique, un accouchement. Dernières règles finies du 5 au 11 juin. Premières douleurs le 12 mars à 1 heure du matin. Rupture à la dilatation à 7 heures 20 du matin. Accouchement à 7 heures 30. P., garçon, 3,659. M. 13 et 30. Pl. 19 et 19.

Obs. 22. — Victoria Laloue, 28 ans, cuisinière, trois accouchements antérieurs. Dernières règles le 28 mai 1883. Premières douleurs le 9 mars à 8 heures du matin. Rupture avec l'accouchement à 7 heures et demie. M. 14 et 30. Pl. 22 et 22.

Obs. 23. — Flore Desjardins, 27 ans, deux accouchements. Dernières règles le 24 mai. Premières douleurs le 28 février à 8 heures du soir. Rupture à la dilatation à 3 heures et demie du matin. Accouchement à 4 heures du matin. P., fille, 3,230. M. 13 et 30. Pl. 20 et 20.

Obs. 24 et 25. — Cette observation est particulièrement curieuse. C'est celle d'une grossesse double qui a été complètement à terme, bien que le plus souvent l'accouchement soit prématuré dans ces cas. Or, on remarquera qu'ici les deux placenta étaient insérés juste au fond de l'utérus. Ces deux placenta formaient la chambre à deux lits des auteurs.

Gencet, 37 ans, couturière, en est à sa quatrième grossesse. Les autres simples et à terme. Dernières règles le 26 avril. Elle entre à l'hôpital vers le 2 mars, mais ne ressent ses premières douleurs que le 8 à 6 heures du soir. Rupture de la première poche artificielle à la dilatation complète. A 10 heures et demie vient un premier enfant par le sommet. A 11 heures du soir, c'est une fille de 3,300. Ses membranes 16 et 18. Son placenta 15 et 14.

A 11 heures et demie on perce la seconde poche et il vient par les pieds un second enfant. Un garçon cette fois de 3,500. Membranes 18 et 20. Placenta 16 et 15.

Obs. 26. — Octavie Pore, 28 ans, couturière, deux accouchements. Premières douleurs le 12 mars à 8 heures du matin. Rupture artificielle à la dilatation à 2 heures du soir et accouchement aussitôt après. M. 15 et 22. Pl. 20 et 19.

Obs. 27. — Marie Brisson, 21 ans, un accouchement. Dernières règles, 28 avril. Premières douleurs, 11 février, matin. Rupture à la dilatation en même temps que l'accouchement 3 heures soir. P. fille, 3,250. M. 15 et 30. Pl. 16 et 13.

Obs. 28. — Pauline Bonnefond, 21 ans, un accouchement. Dernières règles, 20 mars. Premières douleurs, 15 mars, 11 heures soir. Rupture à la dilatation, le 16 mars, 3 heures matin. Accouchement à 3 h. et demi. P., fille, 3,800. M. 20 et 22. Pl. 20 et 25.

Obs. 29. — Rosalie Durand, 21 ans, primipare. Dernières règles, 1er juin. Premières douleurs, 15 mars, 1 heure matin. Rupture à la dilatation à midi et demi. Accouchement à 1 heure soir. P., fille, 3,070. M. 14 et 30. Pl. 18 et 16.

Obs. 30. — Juliette Vilain, 28 ans, un accouchement. Dernières règles, 10 juin. Premières douleurs, 17 mars, 7 heures soir. Rupture artificielle à la dilatation, le 18 à 2 heures matin. Accouchement à 3 heures du matin P., garçon. 4,100. M. 20 et 30. Pl. 22 et 18.

Obs. 31. — Amélie Plebion, 27 ans, primipare. Dernières règles, 12 juin. Premières douleurs, 27 mars à 8 heures soir. Rupture artificielle à 1 heure 40 matin le 18, accouchement à 2 heures. P., fille, 3,440. M. 14 et 28. Pl. 15 et 17.

Obs. 32. — Elvina Maline, 28 ans, blanchisseuse, troisième grossesse. Dernières règles, 2 juin. Premières douleurs, 22 mars à 9 h. et demie du soir. Rupture spontanée à la dilatation complète et à 4 heures du matin. Accouchement à 5 heures. P., garçon, 3,800. M. 15 et 28. Pl. 14 et 16.

Obs. 33. — Maria Levergeon, 24 ans, couturière, troisième accouchement. Dernières règles, 30 mai. Premières douleurs, 29 mars à midi. Rupture artificielle à la dilatation complète à 5 heures du matin, 30 mars. Accouchement à 5 heures 30. P., garçon, 4, 200. M. 22 et 26. Pl. 16 et 18.

DEUXIÈME CATÉGORIE.

Première subdivision. — Rupture prematurée après premières douleurs.

Obs. 34. — Dupuis, 30 ans, blanchisseuse, cinquième grossesse. Dernières règles, 5 mai. Premières douleurs, 22 janvier à 10 heures, soir. Rupture à minuit. Dilatation à 7 h. et demie du matin. Accouchement le 23 à 8 heures matin. P., fille, 2,700. M. 5,4 3. Pl. 18 et 17.

Obs. 35. — Adèle Valentin, 30 ans (porte pain), troisième grossesse. Dernières règles, 10 juin. Premières douleurs 20 janv. 6 heures soir. Rupture, 7 heures, soir. Dilatation 11 h. et demie, accouchement minuit. P., garçon, 2,700. M. 8 et 30. Pl. 12 et 14.

Obs. 36. — Victorine Avant, 33 ans, journalière, troisième grossesse. Derniòres règles, 12 mai. Premières douleurs, 7 heures matin le 30 juin. Rupture à 7 h. et demie. Dilatation à 11 heures, accouchement à 11 h. un quart. P., garçon, 2,950. M. 7 et 30. Pl. 15 et 15.

Obs. 37. — Marie Decor, 19 ans, couturière. Dernières règles, 10 mai; aurait eu un seul rapport le 25 mai. Premières douleurs, 1er février à 9 heures matin. Dilatation à 5 heures, accouchement à 5 h. et demie. P., garçon, 2,900. M. 2 et 38 Pl. 18 et 16.

Obs. 38. — Eugénie Fischor, 32 ans, femme de ménage, deuxième grossesse. Dernières règles, 12 mai. Premières douleurs, le 12 février à 3 h. et demie. Rupture à 4 heures. Dilatation complète à 9 h. et demie. Accouchement à 10 heures. P., garçon, 2,900. M. 9 et 28. P. 16 et 18.

Obs. 39. — Rosset, femme de ménage, 30 ans, primipare. Dernières règles, 10 mai. Premières douleurs à 11 heures le 13 février. Rupture à 11 h. et demie. Dilatation à 3 h. et demie matin le 14. Accouchement à 5 heures matin au forceps Tarnier (inertie utérine). P., garçon, 2,850. M. 8 et 30. Pl. 16 et 16.

Obs. 40. — Elisa Brusson, 29 ans, deuxième grossesse. Dernières règles, 20 mai. Premières douleurs à 9 h. et demie matin le 15 février. Rupture à 11 heures. Dilatation à 1 h. un quart, accouchement à 2 heures. P., garçon, 2,750. M. 8 et 28. Pl. 16 et 16.

Obs. 41. — Rivière, 37 ans, couturière, deuxième grossesse. Dernières règles, 4 juin. Premières douleurs, 15 février à 11 h. et demie soir. Rupture le 16 à 4 heures matin. Dilatation à 10 heures matin. Accouchement à 10 h. et demie. P., garçon, 3,050. M. 6 et 29. Pl. 10 et 12.

Obs. 42. — Margerie, 21 ans, feuillagiste, quatrième grossesse. Dernières règles le 22 mai. Premières douleurs le 17 février à 7 heures du soir. Rupture à 9 heures. Dilatation à 11 heures. Accouchement à 11 heures et demie. P., garçon, 2,750. M. 6 et 32. Pl. 14 et 16.

Obs. 43. — Léonie Vasseur, 30 ans, journalière, deuxième grossesse. Dernières règles, 30 mai. Premières douleurs à 4 heures le 20 février. Rupture à 9 heures et demie le 20. Dilatation à midi. Accouchement à 1 heure 10 du soir. M. 7 et 28. Pl. 27 et 17.

Obs. 44. — Barrès, 23 ans, brodeuse, quatrième grossesse. Dernières règles le 27 mai. Remariée le 5 juin. Elle aurait eu un seul rapport ce jour-là, et le lendemain même aurait été appelée près de sa mère mourante dans son pays, où elle serait restée seule deux mois ? Elle affirme ne pas avoir eu de rapports avant le 5 juin, entre ses règles et le 5 juin ? Premières douleurs le 18 février à 7 heures du soir. Rupture à 11 heures du soir. Dilatation le 19 à 1 heure et demie. Accouchement à 2 heures du matin. P., garçon, 2,900. M. 9 et 32. Pl. 14 et 18.

Obs. 45. — Louise Butin, troisième grossesse. Dernières règles le 26 mai. Premières douleurs le 18 février à minuit. Rupture à 3 heures et demie du matin. Dilatation complète à 5 heures. Accouchement à 5 heures et demie. P., garçon, 2,900. M. 9 et 32. Pl. 18 et 15.

Obs. 46. — Augustine Turnoid, 22 ans, secondipare. Dernières règles le 15 juin. Premières douleurs le 27 février à 8 heures du soir. Rupture à 10 heures du soir. Dilatation à 1 heure du matin le 28. Accouchement à 1 heure et demie. P. 2,300. M. 6 et 30. Pl. 15 et 19.

SUBDIVISION DE LA DEUXIÈME CATÉGORIE.

La rupture ouvre la scène.

Obs. 47. — Largillière, couturière, troisième grossesse. Dernières règles le 9 mai. Rupture à 3 heures du soir le 30 janvier. Premières douleurs à 5 heures du soir. Accouchement le 31 à 5 heures du matin. P., garçon, 2,700. M. 7 et 32. Pl. 20 et 15.

Obs. 48. — Louise Opecke, 23 ans, deuxième grossesse. Dernières règles le 5 mai. Rupture à 3 heures et demie du matin le 21 janvier. Premières douleurs à 4 heures. Accouchement à 8 heures. P., garçon, 3,100. M. 9 et 38. Pl. 21 et 17.

Obs. 49. — Françoise Bachelet, couturière, primipare. Dernières règles le 16 mai. Rupture le 23 janvier à 10 heures du soir. Premières douleurs le 24 à 10 heures du soir. Dilatation à 6 heures du matin le 25. Accouchement à 8 heures 25. P., garçon, 3,250. M. 9 et 34. Pl. 18 et 16.

Obs. 50. — Jacquoy, 23 ans, corsetière. Dernières règles le 10 avril. Mais elle dit être très mal réglée, et raconte que son mari était malade à cette époque et qu'elle ne l'aurait revu qu'une fois le 17 mai à sa sortie de l'hôpital où il aurait été obligé de rentrer quelques jours après? —? Rupture à midi le 20 janvier. Premières douleurs à 1 heure un quart. Accouchement à 6 heures et demie du soir. P. 2,100. M. 2 et 30. Pl. 10 et 13.

Obs. 51. — Barieraut, 21 ans, blanchisseuse, primipare. Dernières règles le 17 mai. Rupture le 12 février à 9 heures du matin

Premières douleurs à 1 heure soir. Accouchement à 4 heures du soir. P., garçon, 3,150. M. 8 et 30. Pl. 14 et 12.

Obs. 52. — Jeanne Galibourg, 21 ans, modiste, primipare. Dernières règles le 17 mai. Perte des eaux le 12 février à 10 heures du soir. Premières douleurs le 13 février à 5 heures du matin. Accouchement à 8 heures et demie du matin. P., Garçon, 3,000. M. 3 et 36. Pl. 16 et 14.

Obs. 53. — Trouadec, 24 ans, passementière, troisième grossesse. Dernières règles le 15 mai. Perte des eaux à 11 heures du soir le 13 février. Premières douleurs à 11 heures et demie. Accouchement à 1 heure du matin le 14. P., garçon, 2,650. M. 5 et 30. Pl. 16 et 14.

Obs. 54. — Delahaye, 28 ans, deuxième grossesse. Dernières règles le 21 mai. Rupture à 5 heures le 15 février. Premières douleurs à 6 heures du matin. Accouchement à 7 heures trois quarts. P., garçon, 2,850. M. 8 et 31. Pl. 15 et 17.

Obs. 55. — Catherine Buschmann, 41 ans, treizième grossesse. Dernières règles le 31 mai. Rupture le 17 février à 3 heures du matin. Premières douleurs à 5 heures du matin. Accouchement à 11 heures 30 du soir. P. 2,700. M. 9 et 32. Pl. 17 et 17.

Obs. 56. — Juliette Noël, 22 ans, couturière, primipare. Dernières règles le 15 juillet. Rupture le 20 février à 4 heures du soir. Premières douleurs le 20 février à 5 heures du soir. Dilatation le 20 février à 7 heures du soir. Accouchement à 7 heures et demie du soir. M. 7 et 28. Pl. 16 et 17.

Obs. 57. — Frégal, 28 ans, domestique. Dernières règles le 17 juin. Rupture le 22 février à 7 heures du matin. Premières douleurs immédiatement après. Dilatation à 11 heures. Accouchement à 11 h. 1/2 du matin. M. 3 et 22. Pl. 12 et 16.

Obs. 58. — Klefa, 25 ans. Quatrième grossesse. Dernières règles le 25 juin. Rupture le 19 février à 8 heures du soir. Premières douleurs le 20 février à 1 heure du matin. Dilatation à 6 h. 1/4 du matin. Accouchement à 6 h. 40. Garçon, 2,750. M. 6 et 30. Pl. 18 et 8.

Obs. 59 (prise par le Dr Pinard). — Mme P...., 24 ans. Premier accouchement à terme. Il fallut rompre les membranes à la dilatation.

Enceinte pour la deuxième fois. Dernières règles le 3 septembre 1880. Grossesse normale. Le 23 mars, dans la nuit, au milieu du plus profond sommeil, rupture des membranes, et issue d'une certaine quantité de liquide amniotique. Présentation du sommet. Tête engagée. Le liquide continua à s'écouler jusqu'au 26 mai. A 5 heures du soir, premières contractions douloureuses ; à 7 heures, accouchement d'une fille vivante, du poids de 2,800. Lors de la délivrance, je reconnus que la poche s'était rompue tout à fait au bord du placenta. Il n'y avait pas 1 centimètre de membrane à ce niveau.

Obs. 60 (également due comme les deux suivantes à l'obligeance du Dr Pinard). — Dernières règles le 15 mars 1881. Grossesse normale. Le 13 janvier 1882, à minuit, au milieu du sommeil, rupture des membranes.

Je vois cette dame à deux heures du matin ; elle avait perdu un certaine quantité de liquide amniotique. Aucunes douleurs. Présentation du sommet. Tête engagée. Col mou et long. Orifice externe entr'ouvert.

Premières contractions douloureuses le 15 à 7 heures du soir. Accouchement à 2 heures du matin. Pendant la période de dilatation, il y eut un léger écoulement sanguin.

Après la délivrance, je reconnus que la rupture avait eu lieu à la périphérie du placenta.

Obs. 61. — Mme R..., secondipare. Lors de sa première grossesse, il y avait une insertion vicieuse du placenta ayant déterminé des hémorrhagies très graves. M. Chantreuil avait été obligé de pratiquer le tamponnement à trois reprises. Expulsion d'un enfant mort. Rétablissement complet. Deuxième grossesse. Dernières règles le 30 juin 1882. Grossesse normale.

Au mois de janvier 1882, apparition de quelques gouttes de sang.

Le 15 février, à 4 heures du soir, alors que cette dame était étendue sur sa chaise longue, rupture de la poche, écoulement de liquide amniotique. Je vois cette dame à 6 heures. Aucune douleur. Col très ramolli, assez court. Présentation du sommet. Tête engagée. Le lendemain 16, à 6 heures du soir, apparition des premières douleurs. Accouchement à 9 heures du soir. Fille vivante, 2,500.

La rupture s'était faite à 1 centimètre du placenta.

Obs. 62. — Mme P..., primipare. Dernières règles le 20 septembre 1882. Grossesse normale. Au mois de février, quelques gouttes de sang.

Le 24 mars 1883, au milieu du repas, Mme P... se sent mouillée, et trempe dans la journée une douzaine de serviettes.

Je la vis le 25. Présentation du siège. Col long, aucune douleur.

Le 28, à huit heures du soir, apparition des premières douleurs et hémorrhagie assez sérieuse. Je sens le placenta au toucher à minuit. Dilatation complète. Extraction de l'enfant à 1 heure du matin. Fille vivante, 2,100.

Rupture au bord du placenta. Ce dernier, irrégulier, offrait tous les caractères du placenta inséré sur le segment inférieur de l'utérus.

TROISIÈME CATEGORIE D'OBSERVATIONS OU DES EXCEPTIONS.

Obs. 63. — Lanternier, fleuriste, 18 ans, primipare. Dernières règles le 10 juin. Premières douleurs le 10 février, à 11 h. 1/4. On rompt la poche le 11 février. Accouchement, à 4 heures du soir, d'un enfant mort depuis quelques jours. M. 30 et 16. Pl. 12 et 18.

Ici la grossesse n'était pas à terme, et cependant les membranes avaient 14 et 30. Mais l'accouchement a été prématuré à cause de la mort du fœtus.

Obs. 64.— Augustine Martin, 20 ans, journalière. Dernières règles le 21 mai.

Premières douleurs à 11 heures du soir, le 20 février.

Le 21 février, à 3 heures du matin, on est obligé de rompre les membranes. On le fait avec peine, et l'accouchement se fait aussitôt.

Poids, garçon, 2,550. M. 7 et 31. Pl. 18 et 14.

Cette femme était en avance au moins de six jours, si l'on s'en rapporte à la date des dernières règles, et probablement de plus de temps si l'on a remarqué le poids du fœtus *mâle*, 2,550.

Or, cela ne nous étonne pas, si nous examinons les membranes, qui donnent 7 et 8, — c'est dans la règle, — mais la rupture des membranes aurait pu être prématurée.

Elle n'a été retardée ici que par la grande résistance de leur texture, résistance que nous avait affirmée la sage-femme de garde, et que nous avons pu nous-même apprécier directement sur l'arrière-faix.

Obs. 65. — Rosa Lungenback, *cuisinière de restaurant*, 23 ans. Dernières règles le 22 mai. Premières douleurs le 23 février, à 2 heures du matin. Rupture à la dilatation complète à 4 heures. Accouchement à 4 h. 1/4. P. 2,900. M. 22 et 28. Pl. 13 et 15.

Avec un placenta inséré presque au fond de l'utérus, la grossesse aurait dû aller jusqu'à terme. Mais la malade nous a fourni elle-même la raison de cette exception : elle est toute la journée au-dessus de fourneaux d'une cuisine très mal aérée.

Obs. 66. — Marguerite Roger, 22 ans, domestique primipare. Dernières règles, 5 juin. Premières douleurs à 1 h. 25, le 25 février on est obligé de rompre la poche à la dilatation complète. Terminaison à minuit. P., garçon, 2,650. M. 7 et 30. Pl. 15 et 17.

Notre arrière-faix est bien celui d'un accouchement prématuré qui aurait dû être accompagné de rupture prématurée.

Ici, comme dans l'avant-dernière observation et comme dans la suivante nous invoquerons la solidité particulière des membranes qu'on a été obligé de rompre et avec peine.

Obs. 67. — Amélie Reydellet, 29 ans, couturière, troisième

grossesse. Dernières règles, 1er juin. Premières douleurs 25 février à 6 heures soir. Rupture artificielle avec difficulté à la dilatation le 26 février, à 1 heure matin. P., garçon 3,300. M. 4 et 32. Pl. 18 et 16.

(Voyons l'observation ci-dessus.)

Obs. 68. — Louise Blaud, deux accouchements, 27 ans. Dernières règles, 12 juin ; nombreuses hémorrhagies pendant sa grossesse. Premières douleurs, 27 février à 8 heures soir. P., garçon 2,150. M. 14 et 30. Pl. 12 et 14.

Les hémorrhagies placentaires suffisent pour expliquer l'arrêt prématuré de la grossesse.

Obs. 69. — Claudine Budier, 21 ans. Dernières règles, 6 juin. Premières douleurs, 3 mars, midi. Rupture artificielle à la dilatation complète; accouchement à 3 h. un quart. P., garçon 3,050. M. 8 et 29. Pl. 17 et 18. Le moment de rupture fait seul exception.

Nous invoquerons ici encore la grande résistance des membranes. Il en est de même pour l'observation suivante.

Obs. 70. — Marie Rufier, 26 ans, deux accouchements. Dernières règles 15 juin. Premières douleurs, 7 mars, 6 heures. Rupture artificielle (à grand'peine), à la dilatation complète; accouchement à 8 heures. P., garçon 3,000. M. 4 et 30. Pl. 19 et 15.

Obs. 71. — Voir encore le cas d'une cuisinière d'hôtel, semblable à celui que nous citons en tête de cette catégorie et pour lequel nous invoquons les mêmes raisons.

Justine Laurent, 31 ans, cuisinière dans un hôtel, en est à son quatrième accouchement. Elle a eu toutes ses grossesse depuis qu'elle exerce ce métier et les a eu toutes à 8 mois.

N.B. — Dernières règles, 15 juin. Rupture prématurée après contractions, le 7 mars à 8 h et demie. Dilatation et accouchement à 10 h. et demie. P., garçon 2,570. M. 14 et 25 Pl. 15 et 15.

Obs. 72. — Jenny, 21 ans, primipare. Dernières règles, 15 juillet. Premières douleurs, 15 mars à 10 heures soir. Rupture avec l'accouchement à 7 heures 15 du matin, le 16 mars. M. 14 et 32. Pl. 14 et 16.

N.B. — Cette femme est entrée avec de la fièvre et une bronchite sérieuse, elle toussait énormément, et c'est ce qui nous explique son accouchement prématuré malgré que son placenta fût inséré au-dessus du segment inférieur de l'utérus.

Obs. 73. — Eléonore Bedel, 30 ans, troisième grossesse. Dernières règles, 17 juin. Premières douleurs, 15 mars à 1 h. matin. Rupture le 15 mars à 7 h. matin. Dilatation complète le 15 à 5 heures soir; accouchement à 6 heures. M. 13 et 32. Pl. 16 el 14.

Ici le placenta ne répond pas à la fin *prematurée* de la grossesse; nous n'avons pas trouvé la raison de cette anomalie, mais, comme nous l'avons dit, nous ne prétendons pas mettre sur le compte de l'insertion vicieuse du placenta tous les accouchements prématurés.

Obs. 74. — Irma Colin, 28 ans, domestique. Dernières règles 10 juin, grossesse. Petites hémorrhagies tous les huit jours. Premières douleurs, 17 mars, 3 h. soir. Rupture spontanée à la dilatation à 4 heures 20 du soir ; accouchement à 4 heures 30. P., fille 4,100. M. 3 et 35. Pl. 20 et 18.

Le placenta porte de nombreuses granulations et traces d'hémorrhagies. A l'examen de cet arrière-faix nous ne sommes pas étonné des renseignements fournis par la malade: hémorrhagies tous les huit jours pendant la grossesse; mais nous pourrions être surpris de voir une grossesse complètement à terme avec un enfant du sexe féminin de 4,100.

C'est encore ici qu'il faut admettre une très grande résistance des membranes, qui seule a permis à la grossesse d'évoluer complètement.

Passons maintenant à l'examen de nos observations et essayons d'en tirer profit par le simple rapprochement des divers faits qui les composent.

Nous avons vu d'abord, dans une première catégore, une série d'observations ayant trait à des accouchements normaux et à terme.

Dans ce genre, on trouve toujours la grossesse terminée à ses neuf mois révolus, et la rupture de la poche des eaux n'est pas plus prématurée que l'accouchement, c'est-à-dire qu'elle s'est produite lors de la dilatation complète.

Mais où se trouvait le placenta dans des cas semblables?

Dans le courant de nos recherches, nos premières observations nous avaient donné lieu de penser qu'à une grossesse complètement à terme correspondrait un placenta inséré tout au fond de l'utérus ou à peu près.

Mais il nous a fallu revenir sur cette idée et reculer la limite extrême où il nous semble que le placenta ait le droit de s'insérer pour permettre à la grossesse d'arriver à son terme physiologique.

Si donc nous examinons toutes les observations de notre première catégorie, nous pouvons voir que dans toutes, le placenta était inséré au moins à douze centimètres de l'orifice utérin.

Cette remarque se peut-elle justifier également par l'examen de notre seconde catégorie de celle où nous avons réuni tous les faits contraires aux lois physiologiques concernant l'époque de la rupture des membranes et de l'accouchement.

Là en effet nous voyons toujours l'accouchement prématuré et la rupture des membranes précédant de beaucoup la dilatation complète, et souvent toute apparition de douleurs.

Ici, comme dans notre première série, nous avons été tenté d'établir une subdivision, une sous-catégorie : 1° pour les cas où la rupture avait suivi les premières douleurs, et 2° une autre pour ceux où la rupture avait ouvert la scène.

Il nous semblait au premier abord que dans ces derniers cas nous devions rencontrer l'insertion du placenta plus près encore de l'orifice utérin. (On peut du reste constater que ce genre d'observations est celui qui nous a fourni les plus petites dimensions pour la distance du col au bord correspondant du placenta.)

Dans nombre de faits de cette sous-catégorie, nous trouvons plutôt des chiffres assez bas, comme 2, 3, 5, 6.) Mais nos remarques sur ce point ne sont pas assez nombreuses pour être concluantes.

Aussi force nous est de nous en tenir à cette division plus simple en deux catégories. La première, où tout est normal et où le placenta était inséré au moins à 12 centimètres, et l'autre, ou rupture et accouchement, étant prématurés, nous trouvons le placenta empiétant plus ou moins par son insertion sur le segment inférieur de l'utérus.

Après inspection de nos observations, ne devons-nous pas inspecter la hauteur d'insertion du placenta, l'arrêt prématuré de la grossesse et la rupture hâtive des membranes.

En effet, dans les cas que nous citons, on ne pouvait invoquer les diverses raisons des auteurs de notre historique.

L'accouchement s'était fait par le sommet toujours

(excepté pour un ou deux cas qui, du reste, figurent dans la catégorie des accouchements bien à terme).

Nous avons, à chaque fois, examiné les membranes avec soin, et n'avons pas constaté de friabilité ou de fragilité extrême dans les cas de notre seconde catégorie plus que dans les autres.

Il nous est même arrivé parfois de comparer un même jour deux arrière-faix, dont l'un était classé dans une série et l'autre dans la seconde, et nous étions loin de trouver une différence de solidité et de résistance.

D'ailleurs, toutes les femmes dont il s'agit ici étaient bien conformées quant à leur bassin. Et nous nous sommes enquis à chaque fois de l'état de leur santé. « Toussait-elle? avait-elle reçu un coup? fait une chute? etc.; enfin, nous recherchions avec soin si dans les antécédents récents de la malade nous ne pouvions pas trouver une cause d'accouchement prématuré.

Dans l'une et l'autre catégorie, on trouve des primipares et des multipares.

La grossesse double invoquée à raison par plusieurs auteurs comme cause d'accouchement prématuré, ne peut même pas ici être accusée.

Bien au contraire, n'avons-nous pas un de nos plus beaux cas de la première catégorie fourni par une grossesse double, et cette observation vient tout particulièrement à l'appui de notre dire. (Obs. 24.)

On a pu voir plus haut que nous avons cité dans une troisième catégorie plusieurs observations qui semblent, par leur exception à notre règle, tendre à la combattre.

Mais on a pu voir, par les explications jointes à chacun de ces faits, qu'il faut tenir compte de certaines conditions spéciales qui ont pu, par elles seules, causer l'accouchement prématuré.

Du reste, nous n'avons de loin pas la prétention d'expliquer, par l'insertion du placenta, tous les cas d'accouchement prématuré ou de rupture hâtive, et il ne nous est jamais venu à l'idée non plus de rejeter aucune des causes invoquées jusqu'ici.

Nous voulons seulement prouver que le lieu d'insertion y contribue pour une large part.

Mais sont-ce là les seuls enseignements que nous puissions tirer de cette étude?

Il est encore un fait qui ressort de l'examen de nos observations et de la comparaison du poids de l'enfant avec le lieu d'insertion du placenta.

Ne voit-on pas, en effet, que les plus beaux enfants étaient ceux dont le placenta était inséré dans le tiers supérieur de l'utérus. C'est ainsi que nous relevons les mesures et les poids suivants dans nos descriptions de grossesse à terme.

Poids	3,600
Membranes	20 et 20
Poids	3,700
Membranes	20 et 18
Poids	3,800
Membranes	20 et 22
Poids	4,100
Membranes	20 et 30
Poids	4,200
Membranes	22 et 26

Nous répéterons ici pour ce genre de remarque ce que nous avons dit tout à l'heure au sujet des rapports de l'insertion placentaire avec l'époque de l'accouchement, nous répéterons, disons-nous, que nous ne voulons point en tirer des conclusions rigoureuses, mais seulement mettre en lumière ce fait qui nous a frappé.

De l'examen de tous ces faits que pouvons-nous conclure ?

Devons-nous affirmer nettement que lorsque le placenta n'est pas inséré au-dessus de 12 centimètres la grossesse ne peut pas aller à terme ?

Nous ne pensons pas qu'il faille donner une telle rigueur à notre règle. Cependant, par la seule inspection des faits cités plus haut, nous pouvons présumer que la grossesse sera arrêtée dans son cours et la rupture des membranes prématurée.

Pourquoi ? C'est une des nombreuses questions qui peuvent se rattacher à ce sujet et que nous espérons voir soulevées par ces quelques observations-

Mais, tout en laissant le champ libre aux hypothèses, ne pourrait-on pas songer à appliquer à nos cas la théorie invoquée déjà pour expliquer les accouchements prématurés et les hémorrhagies causées par les insertions vicieuses du placenta?

Ne pourrait-on pas dire également ici que le placenta inséré sur le segment inférieur de l'utérus ne peut suivre le développement rapide de ce dernier et que ce défaut de parallélisme entraîne un travail précoce et rupture, et accouchement prématurés ?

Nous nous sentons d'autant plus fort, du reste, pour émettre cette théorie que tel est l'avis de notre éminent maître le Dr Pinard.

Aussi serions-nous très tentés de formuler cette loi qui résumerait les effets de l'insertion vicieuse du placenta.

Quand le placenta est inséré sur le segment inférieur de l'utérus, la femme perd de l'eau ou du sang et la rupture des membranes ainsi que l'accouchement se font prématurément.

CONCLUSIONS.

Des faits observés dans cette thèse nous pouvons tirer les conclusions suivantes :

1° Lorsque le placenta est inséré au-dessus de douze centimètres à peu près de l'orifice utérin, c'est-à-dire au moins dans le segment moyen de l'utérus, la grossesse est dans les conditions voulues pour aller à terme, et la rupture des membranes ne doit se faire qu'à la dilatation complète (sauf, bien entendu, les cas où d'autres causes *étrangères* viendraient y mettre obstacle).

2° Le placenta est-il inséré au-dessous de douze centimètres, c'est-à-dire empiète-t-il sur le segment inférieur. La grossesse pour ce seul fait sera entravée dans son évolution à dater du septième mois, et la rupture des membranes précédera toujours la dilatation complète et souvent même tout travail.

3° Le lieu d'insertion du placenta le plus favorable au développement et à la nutrition du fœtus est le fond ou tout au moins le tiers supérieur de l'utérus.

PREMIÈRE CATÉGORIE TOUT NORMAL.

	NOM ET AGE.	Accouchements antérieurs.	Date de la fin des dernières règles.	Date des premières douleurs.	Date de la rupture des membranes correspondant avec la dilatation.	Date de l'accouchement.	Poids. Sexe.	MENSURATION des membranes.	MENSURATION du placenta.
1	E. Sosfich, 27 ans, ouv.	0	10 avril 82.	10 janvier 83.	Rupture de la poche avec l'accouc.		F., 3.300.	20.20	16.18
2	P. Thomas, 19, coutur.	1	5avril.	2 février, 1 heure du soir.	5 h. soir.	(siége), 9 h. soir.	F., 3.400.	15.29	13.19
3	A. Glaudel, 24, id.	2	1er mai.	5 février, 6 h. du soir.	Minuit.	7 h. m., le 6.	Id.	17.28	17.12
4	Fischer, 28, id.	3	fin mars.	6 février, minuit.	6 h. soir.	7 h.	F., 3.300.	23.20	18.18
5	M. Schmidt, 21, id.	1	15 avril.	8 février, 7 h. du soir.	5 h. matin, le 9.	6 h.	G., 3,500.	14.30	18.14
6	E. Delorme, 30, fleuriste.	1	4 mai.	10 février, 10 h. du matin.	Rupture artificielle à 5 h. soir.	5 h. 20.	G.. 3,600.	13.18	14.13
7	Maréchal, 26, coutur.	1	27 mars.	11 février.	Rupture avec l'accouchement.		Id.	24.16	16.16
8	L. Minet, 28, f. de ch.	0	1 mai.	11 février, 3 h. du soir.	Artificielle à la dilatation.	Forceps.	G., 3,700.	14.24	18.18
9	C. Monfray, 22, ouv.	1	7 mai.	15 février, minuit.	Rupture avec l'accouchement.	6 h. matin.	G., 3.600.	18.30	16.15
10	L. Belin, 20, f. de mén.	1	5 mai.	12 février, minuit.	5 h. 3/4 matin.	6 h. 1/2.	F. 3.100.	15.28	16.12
11	M. Musson, 33, id.	3	»	14 février, 10 h. du soir.	15 février, à 1 h. matin.	1 h. matin.	G., 3.300.	30.14	19.16
12	Champenois, 24, laveuse.	2	27 avril.	16 février, minuit.	8 h. 30.	8 h. 45.	G., 3.700.	16.30	22.22
13	M. Langlet, 23, coutur.	4	10 mai.	17 février, 7 h. 30 matin.	10 h. 1/4.	10 h. 1/2.	F., 3.300.	15.30	16.14
14	H. Grosse, 26, domest.	2	12 mai.	23 février, 1 h. du	6 h. soir.	6 h. 1/2,	G., 3,650.	16.26	14.18
15	M. Savary, 25, id.	0	13 mai.	23 février, 9 h. et demie soir.	1 h. matin, le 25.	2 h.	G., 3.750.	12.28	20.15
16	Gallois, couturière.	0	20 mai.	27 février, midi.	Artificielle, 11 h. soir.	11 h. 1/2.	G., 3.600.	20.20	30.15
17	C. Pattegue, 25, id.	0	18 mai.	28 février, 5 h.	Artificielle, 10 h.	10 h. 1/2.	F., 3.100.	20.25	16.15
18	P. Rivoiron, 30, id.	2	26 mai.	3 mars, 11 h. du matin.	3 h. soir	4 h.	F., 3.200.	14.27	18.15
19	E. Dubois, 19, blanch.	1	1 juin.	5 mars, 4 h. du soir.	12 h. 45.	1 h matin.	F., 3.250.	14.30	22.14
20	M. Dupont, 23, fleuriste.	3	12 avril.	10 mars, 10 h. du matin.	Artificielle, 2 h. 45.	3 h. soir.	F., 3.000.	14.28	15.20
21	L. Leblanc, 24, dom.	1	du 5 au 12 juin.	12 mars, 1 h. du matin.	7 h. 20 matin.	7 h. 30.	G., 3.650.	13.30	19.19
22	V. Laloue, 28, cuisin.	3	28 mai.	9 mars, 8 h. du matin.	Au moment de l'accouchement.	1 h.	G., 3.500.	14.30	22.22
23	Fl.-Desjardins, 27, cout.	2	24 mai.	28 février, 8 h. du soir.	3 h. 1/2 matin.	4 h.	F.. 3.250.	12.30	20.20
24	Pincet, 37, c. { grossesse	3	26 avril. { 1er enf.	8 mars, 6 h. du soir.	Artificielle, 10 h. 1/2.	sommet 11 h.	F., 3,300.	16.18	15.16
25	« double.	»	» 2e enf.		Artificielle, 11 h. 1/2.	Pieds, minuit.	G., 3.700.	20.18	16.15
26	D. Poré, 28, id.	2	9 mai.	12 mars, 8 h. du matin.	Artificielle, 2 h. soir.	2 h. 10.	G., 3,600.	15.22	20.19
27	Marie Bresson, 21, id.	1	28 avril.	11 février, 11 h. du matin.	En même temps que l'accouchement	3 h. soir.	F., 3.250.	.5.30	16.13
28	P. Bonnefond, 21, id.	1	20 mai.	15 mars, 11 h. du soir.	16 mars, 3 h. matin.	3 h. 1/2.	F., 3.8.0.	20.22	20.25
29	R. Durand, 21, id.	0	5 juin.	15 mars, 10 h. du matin.	Midi 1/2.	1 h.	F., 3.070.	14.30	18.16
30	J. Vilain, 28, id.	1	10 juin.	17 mars, 7 h. du soir.	Artificielle, 2 h. matin, le 18.	3 h.	G.. 4.100.	20.30	22.18
31	A. Plebron, 27, id.	0	12 juin.	17 mars, 8 h. du soir.	Artificielle, 1 h. 40, le 18.	2 h.	F.. 3,440.	16.28	15.17
32	E. Malive, 28, blanch.	2	2 juin.	22 mars, 9 h. et demie.	4 h. matin.	5 h.	G., 3.800.	15.28	14.16
33	M. Levergeon, 24, cout.	2	30 mai.	29 mars, midi.	Artificielle, 5 h. le 30,	5 h. 30.	G., 4.200.	22.26	15.18

SECONDE CATÉGORIE. PREMIÈRE FORME

RUPTURE PRÉMATURÉE APRÈS PREMIÈRES DOULEURS.

NOMS. AGES.	Accouchements antér.	DATE des dernières règles.	DATE des premières douleurs	DATE de la rupture des membranes.	DATE de la dilatation.	DATE de l'accouchement.	POIDS. SEXES.	MENSURATION des membranes.	MENSURATION du placenta.
Dupuis,30, blanchisseuse	4	5 mai.	22 janv. 10 h. s.	Minuit.	7 h. 1/2. m., 13.	8 h. matin.	F., 2.700.	5.43	17.18
A. Valenton, 30.	2	10 juin.	28 janv. 6 h. s.	7 h. s.	11 h. 1/2.	minuit.	G., 2.700.	8.20	12.14
V. Avant, 33.	2	12 mai.	31 janv. 7 h. m.	7 h. 30 m.	11 h. m.	11 h. 3/4.	G., 2.950.	7.30	15.15
M. Decor. 19.	0	10 mai, aurait eu un seul rapport le 25 mai.	1 février, 9 h. m.	10 h. 1/2. 4 h.	5 h. s.	5 h. 1/2.	G., 2.900.	2.38	18.16
Eug. Fischer.	1	16 mai.	12 fév., 3 h. 1/2 m.		9 h. 1/2.	10 h. m.	G., 2.900.	9.28	16.18
Rosset, 30.	0	10 mai.	13 fév., 11 h.	11 h. 1/2 s.	3 h. 1/2, m., 11.	forceps, 5 h.	G., 2.850.	8.30	16.16
E. Boisson, 29.	1	20 mai.	15 fév., 9 h. 1/2.	11 h.	1 h. 1/4.	2 h.	F., 2.750.	8.28	16.16
Rivière, 37.	1	6 juin.	15 fév. 4 h. 1/2 soir.	16 fév., 1 h. m.	10 h. m.	10 h. 1/2.	G., 3.050.	6.29	10.12
Margerie, 21, feuillagiste	3	22 mai.	17 fév., à 7 h. s.	9 h. s.	11 h.	11 h. 1/2.	G., 2.750.	6.32	16.14
L. Vasseur, 30.	1	30 mai.	20 fév., 6 h. soir.	9 h. 1/2.	midi.	1 h. 1/4.	F., 2.500.	7.28	27 7
Barrès, 23, brodeuse.	3	27 mai.	18 fév., 7 h. s.	11 h. s.	1 h. 1/2. le 19.	2 h. m.	G., 2.900.	9.32	14.18
L. Butin.	2	26 mai.	18 février, minuit.	3 h. 1/2 m., le 19.	5 h.	5 h. 1/2.	G., 2.900.	9.32	18.15
A. Turnoud, 21.	1	15 juin.	27 fév., 8 h. s.	10 h. s.	1 h. matin.	1 h. 1/2.	F., 2.380.	6.30	15.10

DEUXIÈME FORME DE LA SECONDE CATÉGORIE.

LA RUPTURE A OUVERT LA SCÈNE.

NOMS. AGES.	Accouchements antér.	DATE des dernières règles.	DATE de la rupture.	DATE des premières douleurs	DATE de l'accouchement.	POIDS. SEXES.	MESURES des membranes.	MESURES du placenta.
Largillière.	2	9 mai.	3 h. s., 30 janv.	5 h., 30 janv.	31 janvier, à 5 h. matin.	G., 2.700	7.32	20.15
L'Opeeke.	1	25 mai.	3 1/2 m., 4 janv.	1 h. matin.	8 h. matin.	G., 3.100.	9.38	21 17
Bachelet.	0	16 mai.	23 janv. 10 h. s.	26, 10 h. s.	6 h. matin, le 25.	G., 3.250.	9 36	10 18
Jacquoy, 23.	0	aurait eu un seul rapport le 17 mai	midi 45, 20 janv.	1 h. 1/4.	6 h. 1/2 soir.	G., 2.100.	2.30	10.13
Borcerant, 21.	0	17 mai.	12 fév., 9 h. m.	1 h. s.	4 h. soir.	G., 2.150	8.30	11.12
J. Galibourg, 21.	0	Id.	12 fév., 10 h. s.	13 fév., 5 h. m.	8 h. 1/2 matin.	G., 3.000	3.36	10.14
Tronadec, 24.	2	15 mai.	13 fév., 11 h. s.	11 h. 1/2.	14 février, 1 h. matin.	G., 2.050	5.30	14.16
Delahaye, 28.	1	25 mai.	15 fév., 5 h. m.	6 h. m.	8 h.	G., 2.850.	8.31	17.15
Catherine, 41.	12	31 mai.	17 fév., 3 h. m.	5 h.	11 h. 30.	F., 2.700.	9.32	17.17
Juliette Noel, 28.	0	15 juillet	20 fév., 4 h. s.	5 h. s.	21 février, 7 h. 1/2.	F., 2.500.	7.28	16.17
Frezal, 28.	0	17 juin.	22 fév., 7 h. m.	7 h. 1/2.	11 h. 1/2.	F., 2.600.	3.32	16.12
Klefa, 25.	3	25 juin.	19 fév., 8 h. s.	20 fév., 1 h. m.	6 h. 1/2.	G., 2.750.	6.30	18.18
P., 24.	1	5 septembre 80.	23 mai, nuit.	26 mai, 4 h. s.	7 h. soir.	F., 2.800.	1 centim. du bord.	
C.	0	15 mai 81.	13 janv. 82.	25 janv., 7 h. s.	minuit.	G., 2.250.	rupture pr. du placenta	
R.	1	30 juin 82.	15 fév., 4 h. s.	16 fév., 6 h. s.	9 h. s.	F., 2.500.	1 centim. du bord.	
P.	0	20 septembre 82.	24 mars 83.	28 fév., 8 h. s.	1 h. matin. le 29.	F., 2.100.	1 centim. du bord.	

A. Parent, imprimeur de la Faculté de Médecine, rue M.-le-Prince, 31
A. Davy, successeur.

www.ingramcontent.com/pod-product-compliance
Ingram Content Group UK Ltd.
Pitfield, Milton Keynes, MK11 3LW, UK
UKHW020421220726
13923UKWH00005B/2100